ÜBER DIE ENTWICKELUNG
der
PHYSIOLOGISCHEN CHEMIE
und ihre
BEDEUTUNG FÜR DIE MEDICIN.

REDE

ZUR FEIER DER ERÖFFNUNG

DES NEUEN

PHYSIOLOGISCH-CHEMISCHEN INSTITUTS

der

KAISER-WILHELMS-UNIVERSITÄT STRASSBURG

gehalten am 18. Februar 1884

von

FELIX HOPPE-SEYLER.

STRASSBURG
VERLAG VON KARL J. TRÜBNER.
1884.

Die Strassburger Universität ist bereits mit so zahlreichen schönen und grossartigen Institutsbauten geschmückt und sieht der baldigen Vollendung eines so imposanten Bauwerks entgegen, dass es von geringem Interesse scheinen kann, die Vollendung dieses Institutsbaus und seine Eröffnung für die physiologisch-chemischen Arbeiten besonders zu feiern, so zweckentsprechend in der Einrichtung und ansprechend in seinen Formen es auch geschätzt werden mag.

Dass ich dennoch nicht unterlassen will, die Errichtung dieses Gebäudes und seinen Eintritt in den Dienst der Wissenschaft in unserem engeren Kreise der Universität und dem Brauche der Hochschulen gemäss zu feiern, ist vor Allem begründet in der Thatsache, dass es das erste Gebäude ist, welches an einer deutschen Universität für die Zwecke der Forschung und des Unterrichts in der physiologisch-chemischen Wissenschaft erbaut und eingerichtet ist.

Gestatten Sie mir zur Darlegung der Gründe, welche beim Bau dieser Anstalt massgebend gewesen sind, zunächst in kurzem Ueberblick die historische Entwickelung der physiologischen Chemie zu schildern, dann den jetzigen Stand der Kenntnisse zu skizziren und schliesslich Plan und Einrichtungen des neuen Instituts mit seinen verschiedenen Zwecken darzulegen.

Seit Jahrhunderten haben bedeutende Aerzte sich eifrig bemüht, entsprechend den Anschauungen, welche gerade in Geltung waren, durch chemische Studien über die Zusammensetzung der Organe des menschlichen Körpers und die Lebensvorgänge sich Einblicke zu verschaffen in die geheimnissvollen, unseren Sinnen nicht direkt erkennbaren Bildungen und Umgestaltungen, welche mit dem Leben untrennbar verbunden im menschlichen Körper verlaufen und deren Kenntniss für die Beurtheilung der Ursachen und des Verlaufs der Krankheiten und ihrer Behandlung ihnen ausserordentlich werthvoll erscheinen mussten. Abgesehen von einzelnen glücklichen Beobachtungen waren die Resultate dieser Versuche entsprechend den ganz unzureichenden Vorkenntnissen und Hülfsmitteln recht geringe bis zu der Zeit vor nun 100 Jahren, als nach der Entdeckung des Sauerstoffs durch Priestley und Scheele es dem Scharfsinn Lavoisiers gelang, durch Experimente, welche sich durch eine bis dahin nicht gekannte Genauigkeit auszeichneten, der chemischen Wissenschaft ein sicheres Fundament zu schaffen durch die Erkennung der Zusammensetzung des Wassers, der Kohlensäure und anderer einfacher wichtiger Verbindungen und der chemischen Eigenschaften der Elemente, welche diese Stoffe zusammensetzen, wie Sauerstoff, Wasserstoff, Kohlenstoff.

Es würde durchaus unrichtig sein, anzunehmen, dass die glänzenden Entdeckungen, welche sich im letzten Viertel des 18ten Jahrhunderts drängten, die Entdeckung des Sauerstoffs, die Bildung dieses Gases durch lebende grüne Pflanzen im Sonnenlichte, die Sauerstoffaufnahme aus der Luft durch reducirende Substanzen, durch keimende Pflanzen, durch Phosphor, glühenden Diamant, durch brennende Kerzen, durch lebende Thiere, durch Fäulniss u. s. w., lediglich Ergebnisse wären dieser selben Zeit. Sie waren zum Theil lange vorbereitet, und manche andere wichtige Entdeckungen waren bereits gemacht, die sich nicht sogleich einfügen liessen in den Aufbau der wissenschaftlichen Chemie, der sich schnell erhob. Man staunt bei dem Studium der mannigfaltigen und ergebnissreichen Arbeiten von Scheele über die grosse Zahl der wichtigsten Stoffe, die von seiner Hand zuerst aus ihren Verbindungen oder Lösungen gewonnen wurden, aber die Ursache des jetzt beginnenden schnellen und ungehemmten Aufschwungs der Chemie ist unzweifelhaft desswegen ein so sicherer und festgefügter, weil die Messungen und Wägungen von Lavoisier und die von ihm auf die Ergebnisse derselben gegründete sog. antiphlogistische Theorie ein unerschütterliches Fundament und zugleich die zuverlässigen Gesichtspunkte für die Gliederung des ganzen chemischen Gebäudes in seinen ursprünglichsten Anlagen gewährten.

Schon diese Anfänge der wissenschaftlichen Chemie erwiesen sich sehr fruchtbar für die Physiologie. Die Arbeiten von Scheele, Lavoisier, von Ingen-Housz über die Respiration der Thiere, keimender Samen, grüner Pflanzen, eröffneten dem Physiologen tiefe Einblicke in die chemischen Beziehungen der Organismen zu der sie umgebenden Atmosphäre. Wissenschaftliche Chemie und physiologische Chemie hatten hier einen gemeinsamen Ursprung. Obwohl dann von Scheele und mehreren anderen, besonders französischen Chemikern, zahlreiche wichtige Stoffe des Thier- und Pflanzenreichs dargestellt und in ihrem chemischen Verhalten bekannt wurden, blieb doch zunächst die organische Chemie und mit ihr die Physiologie in ihrem Wachsthum weit zurück hinter den schnell wachsenden Kenntnissen der anorganischen Stoffe, ihrer Verbindungen und der Elemente, aus denen sie aufgebaut werden nach bestimmten mehr und mehr genau erforschten Aequivalentverhältnissen. Die Chemiker fanden hier eine solche Fülle wissenschaftlicher ergebnissreicher Arbeit, dass die Erforschung organischer Stoffe, der Organe des Menschen und der Substanzen, welche aus ihnen gewonnen werden, sehr in den Hintergrund treten mussten.

Diese Beschränkung auf die anorganischen Stoffe war eine vollkommen berechtigte, insofern durch sie die breite sichere Basis gegründet wurde, auf welche die analytische Chemie für alle Zeiten ihre Entscheidungen stützen konnte. In den zwanziger Jahren unseres Jahrhunders mehrten sich wieder chemische Erfahrungen, welche der Physiologie zu Gute kamen. Organische Chemie blieb noch fast identisch mit Zoo- und Phytochemie. Die Arbeiten von Chèvreul über die Fette, von Prout, Tiedemann und Gmelin über die Verdauung, von Prévost und Dumas über die Zusammensetzung des Blutes und die Bildung des Harnstoffs, welche in diese Zeit fallen, bereicherten die Kenntniss der Lebensvorgänge erheblich. Von grösstem Einfluss wurde die Entdeckung Wöhlers, 1828, der synthetischen Darstellung von Harnstoff aus der früher von demselben Chemiker entdeckten Cyansäure und Ammoniak. Zum ersten Male war es hier gelungen, einen Stoff, den man bis dahin nur als das normale Produkt der Lebensvorgänge von Organismen kannte, aus seinen anorganischen Elementen zusammenzusetzen.

Am Beginn des nun folgenden Decenniums war die anorganische und analytische Chemie soweit ausgebildet, dass zum feineren Ausbau des Systems und zur Verbesserung der Gewinnungs- und Bestimmungsmethoden zwar viel Arbeit in Aussicht blieb, aber die Hauptzüge in der von Berzelius, dem hervorragendsten Chemiker der damaligen Zeit, gegebenen theoretischen Fassung waren allgemein angenommen. Jetzt wuchs auch bei sehr wesentlich vereinfachten und verbesserten Methoden der Elementaranalyse, um die sich besonders Berzelius und Liebig Verdienst erwarben, schnell die Kenntniss der organischen Stoffe. Eine grosse Zahl neuer organischer Verbindungen wurde dargestellt, aber ihre Entstehung, Eigenschaften und Zersetzungsweisen widersprachen mehr oder weniger entschieden den theoretischen Betrachtungen, welche Berzelius aus seinem Systeme der anorganischen Chemie in die organische hinüberzunehmen versucht hatte. Es entspann sich ein fast 30jähriger Krieg zwischen den hervorragendsten und thätigsten Chemikern, welcher ausserordentlich fruchtbar sich gestaltet hat in der Darstellung und Untersuchung einer grossen Zahl von organischen Stoffen, die zum grossen Theil schon nach bestimmten wissenschaftlichen Gesichtspunkten gewonnen waren. Mehr und mehr gelang es, auch synthetisch aus einfacheren Körpern nach bestimmten Prinzipien complicirtere zu bilden, allgemein gültige Gesetze für die synthetische Gewinnung der Stoffe und ihrer Umwandlungen aufzufinden, mehr und mehr klärten sich hierbei die theoretischen Ansichten; zahlreiche bestimmte Gruppen homologer Stoffe ordneten sich nach ihren physikalischen sowie chemischen Eigenschaften, die mechanische Theorie der Gase und Dämpfe gab dann eine feste Grundlage für die Beurtheilung der relativen Gewichte der Molecule und der Anzahl der darin enthaltenen Atome, die Verkettungsweisen der

Atome in den Moleculen nach Zahl und Gruppirungsweise wurden für ganze Reihen von gut untersuchten Stoffen erkannt und dann eine Theorie der organischen Chemie im Wesentlichen auf Grund der Affinitäten der Kohlenstoffatome, der Verkettungsweisen derselben unter einander und mit Atomen anderer Elemente gewonnen, deren Zuverlässigkeit viele harte Proben bestanden hat und jetzt nicht wohl mehr bestritten werden kann.

Es ist eine schwierige Aufgabe, die Verdienste der einzelnen Chemiker, welche an diesem Kampfe des Experimentes und der theoretischen Ergründung sich betheiligten, nach allen Seiten richtig abzuwägen, aber darüber kann ein Zweifel nicht obwalten, dass dem geistvollen französischen Chemiker, dem während seines früh abgebrochenen Lebens viel geschmähten Laurent es gelungen ist, die Bedeutung der Stellung und Gruppirung der Atome für die Bildung und Eigenschaften eines chemischen Körpers trotz aller Schwierigkeiten zu erkennen, dass endlich Kekulé durch Auffindung gesetzmässiger Verkettungsweisen der 4werthigen Kohlenstoffatome in den verschiedenen Verbindungen schliesslich das chemische Gebäude errichtet hat, an welchem alle Versuche es zu erschüttern bis jetzt wirkungslos geblieben sind.

Die bei den organisch-chemischen Untersuchungen bewährten Principien auf die Betrachtung der anorganischen Körper übertragen, ergaben dann die gleiche Ordnung derselben in einem schon jetzt ziemlich vollendeten Systeme. Mit vollem Rechte konnte schon 1864 gesagt werden [1], dass der Kampf um die systematische Ordnung des chemischen Lehrgebäudes für längere Zeit beendet zu sein scheine.

[1] Loth. Meyer, Moderne Theorien, 1864. Einleitung, S. 11.

Es kann nun nicht auffallen, dass die meisten Chemiker in diesem heissen Kampfe und bei so ergiebigen theoretischen und praktischen Forschungen für die chemische Zusammensetzung der Organismen und für deren Lebensprocesse das Interesse mehr und mehr verloren und nur gelegentlich dieselben berücksichtigten, aber nicht alle wandten sich von der Physiologie ab, vor Allen blieb Liebig, obwohl bis zu den fünfziger Jahren an jenen chemischen Kämpfen lebhaft betheiligt, doch den von ihm schon in den dreissiger Jahren begonnenen Bestrebungen zur Förderung der chemischen Kenntnisse des Lebens der Organismen bis in sein hohes Alter getreu. Aus seinem Laboratorium, der chemischen Schule für die ganze Welt, ging eine Fülle der wichtigsten Arbeiten auch für die chemische Physiologie hervor. Er erfand selbst treffliche Methoden zur schnellen und sicheren Bestimmung der Ausscheidungsstoffe, führte früher schon eine musterhafte Untersuchung der Bestandtheile des Muskelfleisches geschlachteter Thiere aus, und sein Scharfblick entwarf seinen Schülern klar die richtigen Forschungswege zur Erlangung entscheidender Resultate.

Die geistvollen Ideen, welche er in seinen Schriften aussprach, veranlassten ausserdem zahlreiche werthvolle Untersuchungen. Unermüdlich blieb er thätig, die Wirkung der Nahrung auf die Lebensthätigkeiten zu ergründen und in Qualität wie in Quantität die dem Menschen für verschiedene Lebensverhältnisse passende Mischung von Nährstoffen, besonders auch die Beziehung der Muskelarbeit zur Ernährung ausfindig zu machen.

Die empirische Kenntniss der Nährstoffe und ihrer Einwirkung nach Qualität und Quantität auf den Organismus ist durch diese von Liebig direkt und indirekt veranlassten Untersuchungen zum grossen Nutzen der Landwirthschaft, der Medicin und der Hygiene während der letzten Jahrzehnte in hohem Grade gefördert.

Allerdings waren die Hoffnungen, welche zu den emsigen Arbeiten in dieser Richtung die Anregung gaben, zum Theil höher gespannt, als durch die Ergebnisse gerechtfertigt wurde. Die Voraussetzung direkt sich bietender Aufschlüsse über die innerhalb der Organe verlaufenden Processe der Fettbildung, der sog. Ablagerung der Eiweissstoffe u. s. w. vermittelst einfacher Stoffwechselpauschbestimmungen unter planmässig variirten Lebensverhältnissen hat sich als irrig erwiesen. Der praktische Werth der Ergebnisse bleibt jedoch unbestritten.

Auch nach anderen Seiten hin hatte die physiologische Chemie erhebliche Fortschritte gemacht. Diastatisch auf Stärkemehl wirkende Fermente wurden im Speichel und später im Pankreassecret aufgefunden, von Schwann das Pepsin aus der Schleimhaut des todten Magens mit sehr verdünnter Salzsäure ausgezogen, und die Einwirkung dieser künstlichen Verdauungsflüssigkeit auf die Eiweissstoffe kennen gelehrt. Von Cl. Bernard wurde später die verseifende Einwirkung des Pankreassecrets auf die Fette nachgewiesen und die höchst merkwürdige Bildung und Umwandlung von Kohlenhydraten im Thierkörper besonders der Leber abhängig von der Ernährungsweise und verschiedenen anderen Einflüssen erkannt. Die Zusammensetzung und die Abscheidungsverhältnisse der Verdauungssäfte lernte man durch sehr sorgfältige Untersuchungen in den Hauptzügen kennen. Mit neuen vortrefflichen Methoden und Apparaten und in sehr zahlreichen und variirten Versuchen wurde der Gaswechsel der Respiration von Thieren der verschiedensten Classen und Ordnungen bei verschiedener Ernährung und unter mannigfaltigen weiteren Einwirkungen von Regnault und Reiset untersucht.

Eine nicht geringe Zahl neu entdeckter Stoffe, welche in den Organen von Menschen und Thieren normal oder in Krankheiten sich finden, auch manche Beziehungen der Entstehung derselben zur Zersetzung von anderen Bestandtheilen der Organismen erweiterten den Einblick in die chemischen Vorgänge im Thierkörper. An die berühmten Untersuchungen Liebigs über das Fleisch reihten sich Arbeiten von Strecker über die Gallensäuren, von Strecker und Scherer über Xanthin, Hypoxanthin, Guanin, von Frerichs und Städeler über Leucin, Tyrosin u. s. w.

Auch der Erforschung der Zusammensetzung des Blutes im gesunden Zustande des Menschen, sowie in den verschiedenen Krankheiten waren in dieser Zeit zahlreiche Arbeiten in Deutschland und Frankreich gewidmet. Man kann nicht sagen, dass diese Arbeiten resultatlos gewesen seien, manche der erzielten Ergebnisse sind von bleibendem Werth, und die vorzüglichen Arbeiten von C. Schmidt «Zur Characteristik der epidemischen Cholera» haben nicht allein über diese Krankheit die werthvollsten Aufschlüsse, die wir überhaupt besitzen, gegeben, sondern auch über die Aenderungen der Zusammensetzung des Blutes und der Transsudate in Krankheiten gegenüber dem gesunden Zustand unsere Kenntnisse nach verschiedenen Richtungen bedeutend gefördert. Es waren in der damaligen Zeit die Methoden in vielen Beziehungen noch sehr mangelhaft und die Kenntniss der Bestandtheile des Blutes sowie der anatomischen Ursachen der

Aenderungen in erkrankten Organen so unvollkommen, dass, abgesehn von den genannten Arbeiten, die Resultate der zahlreichen Blutuntersuchungen gering erscheinen gegen die Mühe, welche auf sie, hauptsächlich in den 40er Jahren, verwendet ist. Ein ziemlich jähes Ende wurde dieser Forschungsrichtung gesetzt durch die Prag-Wiener Schule, welche die Blutentziehung als verderblich ganz verwarf, mit einer Uebertreibung, deren Nachwirkung noch jetzt nicht überwunden ist und offenbar noch manchen Schaden anrichtet.

Von hoher Bedeutung für die Physiologie ist die Entdeckung von Magnus geworden, dass aus dem Blute durch starkes Evacuiren neben Kohlensäure und ein wenig Stickstoff auch Sauerstoff gewonnen wird und zwar mehr aus dem arteriellen als aus dem venösen Blute. Wenige ahnten damals mit Joh. Müller die grosse Tragweite der Magnusschen Entdeckung. Bedeutende Chemiker wollten sie sogar bestreiten.

Auch die beharrlichen und umfassenden Arbeiten von Schönbein über die Eigenschaften des Sauerstoffs in verschiedenen Zuständen, die Bildung von Ozon, Wasserstoffhyperoxyd u. s. w. fanden im Allgemeinen die verdiente Beachtung nicht. Liebig würdigte ihren Werth vollkommen.

Die Entwickelung der physiologischen Chemie in den letzten 20 bis 25 Jahren bietet vielleicht für den entfernter stehenden Beobachter keine sehr auffallenden Lichtpunkte; sie ist dennoch eine glückliche gewesen.

Zu ihrem Aufblühen hat in erster Linie die herangereifte theoretische organische Chemie beigetragen, die auf dem am Ende der 50er Jahre gewonnenen Fundamente in bekannter Sicherheit sich entfaltet und nicht aufgehört hat immer neue Reichthümer an analytischen und synthetischen Forschungsergebnissen zu sammeln. Von nicht zu unterschätzender Wirkung auf die Physiologie waren die um dieselbe Zeit zuerst dem Publicum vollständig dargelegten bedeutenden Vervollkommnungen und Erleichterungen der gasanalytischen Methoden, welche die Chemie und Physik R. Bunsen verdankt, und deren hohen Werth nur derjenige vollständig ermessen kann, der vor ihrer Publication genaue Gasanalysen auszuführen bestrebt war. Auch die höchst feinen und mannigfaltigen Hülfsmittel, welche die Spectralanalyse kurz nach dieser Zeit einführte, förderten die Physiologie in verschiedenen Richtungen. Den höher und höher gestellten Ansprüchen an die Feinheit und Genauigkeit der Apparate entsprach die Technik in bewunderungswürdiger Weise.

Die in die zweite Hälfte der 50er Jahre fallende Veröffentlichung von Virchows Cellularpathologie mit ihrem in sich fertigen System von mikroskopischen Entdeckungen und neuen Ideen, und die bald folgenden wichtigen Arbeiten von Max Schultze hinsichtlich der Structur der thierischen Zellen, hatten zwar keinen direkten allgemeinen Einfluss auf das Fortschreiten der physiologischen Chemie, gaben aber neben der mikroskopischen auch für die chemische Fragestellung hinsichtlich der Zusammensetzung und Umwandlung der Organe neue wichtige Gesichtspunkte.

Eine recht bedeutende Einwirkung auf die physiologische Chemie gewannen allmälig die am Anfang der 60er Jahre zuerst in einer Publication zusammengefassten, dann in weiterer Reihenfolge im Laufe der letzten 20 Jahre sich anschliessenden Arbeiten von Pasteur und seinen Schülern und Gegnern über die niedrigsten Organismen, die specifischen Beziehungen bestimmter Fermentationen zu gleichfalls bestimmten Species von Pilzformen und den Lebensverhältnissen, unter denen sie sich befinden. So viel Unklarheit und Unsicherheit diese Mycologie und Mycochemie auch selbst jetzt noch in den Grundzügen der ganzen Lehre zeigt, sind doch diese Untersuchungen bereits, wie bekannt, sehr reich an den wichtigsten Ergebnissen für Technik und Medicin geworden.

Die Behandlung der Wunden unter Ausschluss der Infectionen hat nicht allein einer grossen Zahl von Operirten das Leben erhalten, sondern auch den Chirurgen es ermöglicht, Operationen mit gutem Erfolge auszuführen, die ohne desinficirende Behandlung nach allgemeinem Urtheil zum ziemlich sicheren Tode führen würden. Für die Hygiene und innere Medicin sind die Entdeckungen bestimmter Spaltpilze im Blute bei Rückfalltyphus, anderer bei Milzbrand von anerkannt hoher Bedeutung.

Es gibt wohl kein engeres Gebiet der Naturwissenschaften, welches gegenwärtig von einer so grossen Zahl emsiger Forscher bearbeitet wird, als die mikroskopischen Gestaltungen der Lebens- und Fortpflanzungsverhältnisse der Spalt- und Hefenpilze. Botaniker, Chemiker, Physiologen, normale und pathologische Anatomen, Chirurgen, Pathologen, Hygieniker wetteifern in der Forschung auf diesem Gebiete. Schwer ist in den Früchten dieser Arbeiten die Sonderung der Spreu von den Körnern. Macht schon die ausserordentliche Kleinheit dieser Organismen die anatomische Untersuchung und zuverlässige Unterscheidung derselben sehr schwierig, so wächst diese Schwierigkeit noch recht erheblich durch die Fähigkeit vieler von ihnen, je nach den Verhältnissen, unter denen sie sich befinden, zu ganz verschiedenen Formen sich zu entwickeln und zugleich je nach den chemischen und physikalischen Einflüssen ganz verschiedene chemische Processe zu veranlassen.

Der physiologischen Chemie fällt hier ein noch viel grösserer und viel schwierigerer Antheil von Arbeit zu als der Mikroskopie, welche auch abgesehen von der jetzt viel benutzten (auch manche Täuschung leicht veranlassenden) Impregnirung mit Farbstoffen ohne gleichzeitige chemische Untersuchung nicht mit genügender Sicherheit weit vordringen kann. Diese Arbeit verspricht dafür auch hohen Gewinn für die Physiologie selbst; ich werde sogleich Gelegenheit haben, ein solches Beispiel anzuführen.

Ich muss darauf verzichten, Ihnen eine abgerundete Zusammenstellung der Fortschritte zu geben, welche die physiologisch-chemischen Kenntnisse hinsichtlich der Zusammensetzung der Organe, der Flüssigkeiten des menschlichen Körpers und der in ihnen sich vollziehenden chemischen Processe in den letzten zwei Decennien gewonnen haben, und zwar aus mehreren Gründen.

Wie die Anzahl und die Brauchbarkeit der Hülfsmittel hat sich auch die Zahl der Theilnehmer an der Arbeit vermehrt, und der Eifer, schnell die geförderten Ergebnisse dem Publicum vorzuführen, ist ebenso gewachsen wie der Widerstreit der Meinungen oft über geringfügige Unterschiede. Die Zusammenstellung der neueren Ergebnisse würde auch mit ausführlichem Commentar, zu dem hier kein Platz ist, mannigfaltige Missverständnisse nicht ganz ausschliessen können. Möge es deshalb genügen, in wenigen Strichen nur eine Skizze zu entwerfen von dem, was die Wissenschaft in letzter Zeit sicher gewonnen hat und an einem recht allgemein gewählten Beispiel zu zeigen, wie die Arbeit vorschreitet, die Hypothese neue Gesichtspunkte eröffnet und neue Forschung erheischt.

Mit viel Fleiss und nicht ohne Glück ist es gelungen, die Vorgänge der Verdauung aller wichtigen Nährstoffe im Darmcanale mit alleiniger Ausnahme der Einwirkung der Galle (die jedoch nicht wesentlich zu sein scheint und den Wirbellosen ganz fehlt) so weit kennen zu lernen, dass dieselben auch ausserhalb des Organismus in allen ihren einzelnen Phasen ausgeführt, die hierbei gebildeten Umwandlungsprodukte leicht isolirt und untersucht werden können. Praktische Medicin und Hygiene gebieten hier ebenso wie Physiologie über einen Schatz von Kenntnissen, deren praktische Verwerthung bereits vielfach geschieht, aber bei Weitem nicht in der Ausdehnung, welche ihr in der Erkennung und Behandlung besonders der Darmkrankheiten zukommen muss.

Die Kenntniss der Zusammensetzung des Blutes und ihre Aenderungen unter dem Einflusse bestimmter physiologischer Vorgänge ist in der angegebenen Zeit sehr wesentlich gefördert und die chemische Function der rothen Blutkörperchen bei der Athmung, speciell die Einwirkung des Blutfarbstoffs hinsichtlich der Aufnahme von Sauerstoff aus der Luft in der Lunge, seine Ueberführung in die Zellen der Organe und ihre nächsten Ursachen sind so gut bekannt geworden, dass es im gegebenen Falle eine einfache Aufgabe der Berechnung wird, das gelieferte Gesammtquantum von Sauerstoff für die Zeiteinheit, Oberfläche u. s. w. zu finden.

Hinsichtlich der Lebensvorgänge innerhalb der Organe, wie Muskeln und Drüsen, ist der Uebergang von freiem indifferenten Sauerstoff der Luft in diese Organe sicher nachgewiesen. Von zahlreichen bereits früher bekannten Stoffen, die in den Organen entstehn, ist die chemische Structur ermittelt und durch Synthese ihre Bildung gelungen; andere sind neu entdeckt, zum Theil auch künstlich dargestellt und manche allgemeine gesetzmässige Beziehung ihrer Bildung und des weiteren Verhaltens zu den Eigenthümlichkeiten der chemischen Structur aufgefunden, so vor Allem die interessanten specifischen Bildungen und Umwandlungen von aromatischen Körpern in ihren characteristischen Vereinigungen mit Schwefelsäure, Glycocoll, Glycuronsäure, Cystin.

Bei den letzterwähnten Forschungen sind die Methoden und Ergebnisse der neueren theoretischen Chemie der Physiologie von sehr grossem Nutzen geworden, dafür ist auch der Chemie interessantes neues Material zugewachsen.

Immer bestimmter hat sich im Verlaufe dieser Arbeiten die Thatsache zu erkennen gegeben, dass die Stoffe, welche die Organen zusammensetzen, aus denen sie sich aufbauen und regeneriren, einer Classe von Körpern zugehört, die man als A n h y d r i d e zusammenfassen kann und welche das Gemeinsame haben, dass sie bei der Behandlung mit Alkalien oder Säuren, viele von ihnen auch durch Fermente verwandelt oder gespalten werden unter Aufnahme der Elemente des Wassers, — hierbei, wie man sagt, in Hydrate übergeführt werden.

Diese Anhydride zeigen meist keine hervortretenden chemischen Affinitäten, quellen in Wasser, oder lösen sich meist schwer darin; sie widerstehn der Einwirkung des Sauerstoffs der Luft und haben, soweit bis jetzt ein Einblick gewonnen ist, sehr grosse Molecule.

Thiere und Pflanzen sind hinsichtlich dieser Bestandtheile im Allgemeinen nicht verschieden, wenn auch die in ihnen gebildeten Stoffe nur theilweise, wie einige Eiweissstoffe, Fette, Inosit in Beiden auftreten, andere wie Cellulose, Amylum, Rohrzucker, Gerbsäuren, Aepfelsäure nur in Pflanzen, wieder andere, wie Glycogen weniger in Pflanzen als in Thieren sich finden, gewisse Stoffe endlich wie Leim, Harnstoff, Kreatin nur in Thieren gebildet werden.

Die Abgrenzung, die man hinsichtlich des chemischen Baus und der Lebensvorgänge zwischen Pflanzen und Thieren glaubte scharf zeichnen zu können, hat sich durch die neueren Untersuchungen mehr und mehr verwischt. Der Befund von Inosit, Glycogen, Allantoin in Pflanzen, die ermittelten nahen Beziehungen zwischen Caffein und Theobromin der Pflanzen zu Xanthin und Guanin, besonders aber das ausnahmslose Vorkommen von Globulinsubstanz, Lecithin, Cholesterin, Nuclein und Kalium in allen bisher untersuchten, normalen oder pathologischen entwickelungsfähigen Zellen, mögen sie vom Menschen, von den höchsten oder niedrigsten Thieren oder Pflanzen entnommen sein, muss zu der Ueberzeugung führen, dass bestimmte fundamentale chemische Bildungen und Verwandlungen allen lebenden Wesen gemeinsam sind und dass die ihnen allen gemeinsamen Lebenserscheinungen, speciell das Wachsthum durch Bildung der eignen Substanz und Fortpflanzung bis ins Unendliche unter geeigneten Verhältnissen, auf die Anwesenheit dieser chemischen Bestandtheile gegründet sein müssen, dass auch in den weiteren Umwandlungsprocessen, so verschieden sie oft in verschiedenen Classen, Ordnungen, Familien von Thieren und von Pflanzen erscheinen, doch manche Vorgänge nach übereinstimmendem Grundtypus verlaufen mögen, dass endlich in den Lebensvorgängen des Menschen diese Parallelen wieder gefunden werden, deren einfachsten Verlauf wir vielleicht in den niedrigsten Organismen am ungestörtesten verfolgen können.

Wir werden sonach auf eine bestimmte Einheit in der ursprünglichen chemischen Structur und in den Vorgängen in den lebenden Wesen geführt, wie sie hinsichtlich der Gestaltentwickelung die mikroskopisch-anatomische Untersuchung bereits kennt. Die chemischen Charactere sind aber weit greifbarer, als die mikroskopischen, indem die letzteren die einfachsten Wesen als schleimige, gestaltwechselnde oder unregelmässig gestaltete Klümpchen hinstellen.

Wenn hier von chemischen Bestandtheilen der Zellen oder Protoplasmen oder irgend eines ausgebildeten Organs von Thieren oder Pflanzen gesprochen wird, ist allerdings zu beachten, dass wir noch kein Recht haben, von Bestandtheilen der lebenden Zellen zu reden, sondern nur von ihren Zersetzungsproducten. Eine Reihe von Beobachtungen verschiedener Art weist darauf hin, dass die Umwandlung, welche einfache Protoplasmen sowie complicirte Organe beim Eintritt ihres Todes erleiden, in einer chemischen Aufnahme der Elemente des Wassers besteht. Wird ihnen das für alle Lebensvorgänge unentbehrliche Wasser entzogen, so wird das Leben suspendirt, der Tod erfolgt hierdurch allein noch nicht. Pflanzen, Insecten, Amphibien z. B. Tritonen, Frösche können lange Zeit hart gefroren bleiben, ihr Leben ist hierbei völlig suspendirt; nach langsamem Aufthauen nehmen ihre Organe alle ihre Lebensfunctionen wieder auf. Bei nicht zu grosser Kälte gefrorene Nasen, Ohren, Hände, Füsse von Menschen verhalten sich nicht anders. Die gefrorenen Organe sterben aber alsbald, wenn man sie schnell aufthaut, weil dann die schmelzenden Eiskrystalle die anliegenden Zellen zerstören. Vorsichtig getrocknete Samen von Pflanzen z. B. Erbsen können stundenlang auf 100° erhitzt erhalten werden, ohne dass ihre Lebensfähigkeit erlischt. Sie keimen nach dem Erkalten in Wasser oder feuchte Erde gebracht eben so schnell wie nicht getrocknete und nicht erhitzte Erbsen und entwickeln sich zu völlig gesunden Pflanzen. Sind die Samen vor dem Erhitzen nicht sehr vorsichtig und vollkommen getrocknet, so sterben sie schon unter 60°.

Ist nun nach diesen und manchen weiteren Erfahrungen zu schliessen, dass der Tod der Protoplasmen durch chemische Aufnahme von Wasser geschieht, so dürfen wir annehmen, dass die lebenden Protoplasmen zu den in ihren Leichen gefundenen Stoffen sich verhalten wie Anhydride zu ihren Hydraten oder Spaltungsprodukten, ohne dass uns aber ein weiterer Einblick hierdurch eröffnet wird.

Ueber die chemische Structur und die Eigenschaften der lebenden Protoplasmen sind in neuester Zeit verschiedene Vermuthungen ausgesprochen, die aber sämmtlich den thatsächlich bekannten Verhältnissen nicht genügen. Ihre mechanischen wie chemischen Thätigkeiten, soweit dieselben bis jetzt untersucht sind, zwingen zu der Annahme, dass ein und dasselbe Protoplasma je nach den Einflüssen, welche von aussen auf dasselbe ausgeübt werden, zwei ganz verschiedene Körper darstellt, verschieden im chemischen Bau und in der Einwirkung auf andere organischen Stoffe, welche mit ihm in Berührung kommen, und in der Anziehung zum Wasser.

Da man von den Muskeln die geringere Dichte, welche ihre Substanz im ruhenden gegenüber dem gereizten Zustande besitzt, bereits seit geraumer Zeit kennt, wird Niemand Bedenken tragen, auch für die gesammten, mechanische Bewegung zeigenden Protoplasmen diese Annahme gelten zu lassen, welche dann aber auch fordert, dass der Uebergang der Substanz aus dem einen in den andern Zustand mit einer physikalischen molecularen oder chemischen Aenderung derselben verbunden sei.

Die Protoplasmen führen ferner chemische Umwandlungen aus, durch welche einerseits fermentative Spaltungen und andererseits Anhydride gebildet werden. Beide Arten von Processen stehn mit einander in so entschiedenem Widerspruch, dass sie nicht von einer und derselben Substanz gleichzeitig ausgehn können. Bei höher organisirten Pflanzen und Thieren kann man der einen Zelle die eine Function, der andern wieder die entgegengesetzte zuschreiben; bei den niedrigsten einzelligen Organismen ist dies nicht möglich, hier müssen die beiden einander widersprechenden Vorgänge in einem und demselben Protoplasma verlaufen; dasselbe bildet Eiweissstoffe, Fette, Glycogen oder Cellulose u. dergl. und zerlegt auch diese Stoffe. Es scheint, dass gerade die Beobachtung dieser niedrigsten, einfachsten lebenden Wesen hierüber die klarsten Vorstellungen gewinnen lässt.

Bierhefezellen in zuckerhaltige Flüssigkeit gebracht, wandeln Traubenzucker bei völliger Abwesenheit von freiem Sauerstoff in Alkohol und Kohlensäure um und können monatelang diesen chemischen Process fortführen, ohne dass sie hierbei selbst wachsen und sich vermehren, wenn auch das Nahrungsmaterial reichlich vorhanden und die Temperatur günstig ist. Nach einigen Beobachtern wachsen und vermehren sich die Hefezellen hierbei allerdings, aber es ist keinem Zweifel unterworfen, dass Wachsthum und Vermehrung gering sind.

Eine Portion der gleichen Hefezellen in der gleichen zuckerhaltigen Flüssigkeit bei Anwesenheit von Sauerstoff bildet sehr wenig oder keinen Alkohol, scheidet etwas Kohlensäure aus unter Aufnahme von Sauerstoff, wächst und vermehrt sich reichlich unter sonst gleichen Ernährungs- und Temperaturverhältnissen.

Fäulnissbacterien in Fleischwasser bei Abwesenheit von Sauerstoff gebracht, zersetzen die darin enthaltenen Eiweissstoffe, Kreatin, Zucker, Milchsäure zu Leucin, Hydroparacumarsäure, Indol, Skatol, Ammoniak, Kohlensäure, Wasserstoff, Schwefelwasserstoff. Sie sind hierbei regungslos und vermehren sich nicht. Allerdings wird das Letztere von einigen Beobachtern geleugnet.

Die gleichen Bacterien in die gleiche Flüssigkeit bei der gleichen Temperatur eingebracht bei Anwesenheit von Sauerstoff bilden keinen Wasserstoff, keine organischen Spaltungsprodukte, nur Kohlensäure, Wasser, Ammoniak, vermehren sich reichlich und sind in lebhafter Bewegung.

Die Anhydridbildung, welche im Wachsthum der Organismen und ihrer Vermehrung sich zu erkennen gibt, geschieht also entweder überhaupt nur bei Anwesenheit von Sauerstoff oder wenigstens viel reichlicher als ohne dieselbe. Dennoch kann der Sauerstoff an sich weder Anhydride bilden noch die alleinige Ursache der Bewegung der Bacterien sein.

An sich unfähig, die Stoffe, um die es sich hier allein handeln kann, anzugreifen, hat sich der indifferente Sauerstoff kräftig oxydirend erwiesen, wenn er mit Wasserstoff im Entstehungszustande zusammentrifft. Bei Fäulnissprocessen ist dies stets der Fall.

Es ist jetzt noch eine sehr verbreitete Ansicht, dass diese niederen Organismen sich durchaus anders verhalten als die höheren Pflanzen und Thiere. Unterschiede lassen sich, wie begreiflich, nicht wenige nachweisen, aber so wie auch diese niederen Organismen dieselben Stoffe in den Protoplasmen (Globulinsubstanz, Lecithin, Cholesterin, Nuclein, Kalium) enthalten wie die höchsten, zeigen auch die chemischen Processe in den Grundtypen merkwürdige Uebereinstimmung. Nimmt man an (und es ist keine entgegenstehende Thatsache bekannt), dass auch in den höchsten Organismen der indifferente Sauerstoff in derselben Weise zur Oxydation gelangt, wie in den niedrigsten, so würden sich in folgender Weise die sämmtlichen allgemeinen protoplasmatischen Erscheinungen bei Pflanzen und Thieren auffassen lassen: Es ist zu unterscheiden zwischen 1) dem nicht reizungsfähigen Protoplasma, wie es bei Abwesenheit von Sauerstoff bleibend beharrt, fermentartig spaltend auf Eiweissstoffe und viele andere Substanzen wirkt, und 2) dem reizungsfähigen Protoplasma von geringerer Dichte als ersteres, grösserem Wasserattractionsvermögen, nicht fermentartig wirkend. Bei Anwesenheit von Wasser wird das zweite in das erstere übergeführt unter Aufnahme der Elemente des Wassers in chemische Verbindung in Folge schwächeren oder stärkeren Anstosses, der sog. Reizung durch verschiedene Bewegungen: electrische, thermische, chemische, mechanische Bewegung. Das erstere Protoplasma wird wieder in das zweite übergeführt bei **Anwesenheit von Sauerstoff**, indem bei der spaltenden Einwirkung des ersteren Protoplasma Sauerstoff activirt wird, und durch diesen activen Sauerstoff das zweite anhydridische Protoplasma entsteht. Sind hierbei Stoffe zugegen, welche leicht anhydrirt werden können, so gehen **sie** in Anhydride über. Die Anhydridbildung geschieht hiernach durch das in Folge der Einwirkung von activem Sauerstoff auf das fermentartig wirkende Protoplasma sich zurückbildende anhydridische Protoplasma.

Es würde zu weit führen, in die Einzelheiten einzugehn, um die Uebereinstimmung dieser Hypothese mit allen Resultaten der Beobachtung auf diesem, die ganze organisirte Welt umfassenden Gebiete nachzuweisen. Mag es deshalb genügen, aus sehr verschiedenen Classen der Organismen und von sehr verschiedenen Organen einzelne Repräsentanten herauszuwählen und hier die Zulässigkeit zu prüfen.

Was ich von der Bierhefe und den Bacterien gesagt habe, steht mit der Hypothese im Einklang, ich will hierauf nicht nochmals zurückkommen.

Die Muskeln der Menschen oder Wirbelthiere verändern durch die Reizung ihre Dichte, zerspalten Glycogen, es bildet sich Milchsäure, aber dieselbe wird bei Anwesenheit von Sauerstoff oxydirt. Es wird CO_2

und H_2O gebildet in den Verhältnissen, wie sie das Kohlehydrat liefert, und entsprechend der Stärke und Dauer der Reizung. Der Uebergang in den gereizten Zustand erfolgt auch bei Abwesenheit von Sauerstoff. Die Entfernung des Sauerstoff ruft anhaltenden Starrkrampf hervor (Blausäurevergiftung, schnelles Verbluten, Erhängen u. s. w.). Um dagegen unter normaler Sauerstoffzufuhr einigermassen dauernd den gereizten Zustand zu erhalten, ist fortdauernde Reizerneuerung erforderlich, weil der activirte Sauerstoff alsbald das anhydridische Protoplasma wieder herstellt.

In den Drüsen erfolgt mit der Reizung die Abscheidung wässeriger Flüssigkeit, welche nur chemische, nicht physikalische Ursachen haben kann, da sie unabhängig von dem Blutdruck ist, und die abgeschiedene Flüssigkeit diejenigen Salze nicht enthält, welche vom Blute her in bestimmtem Procentverhältniss in alle Transsudate übergehen. Mit dieser Abscheidung fällt reichliche Bildung von Kohlensäure und von Wärme zusammen. Sehr deutlich werden diese Verhältnisse beobachtet bei den Secretionen insectenfressender Pflanzen, die von Charles Darwin so vortrefflich geschildert sind. Mechanische Bewegungserscheinungen an Pflanzen, besonders die bekannten merkwürdigen Bewegungen der Blattstiele von Mimosa pudica sind auf denselben Vorgang der Wasserabscheidung aus dem Protoplasma in Folge der Reizung bereits zurückgeführt. Dass die Vacuolenbildung in zahlreichen Protoplasmen, auch den einfachen Amöben, auf einer gleichen Ausscheidung wässeriger Lösung aus dem Protoplasma in Folge der Reizung beruht, ist höchst wahrscheinlich. Die mechanische Bewegung von Amöben etc. nach dem Ort der Reizung hin ist nur durch diese Hypothese erklärbar.

Zahlreiche und sehr verschiedenartige Beobachtungen an höheren, besonders warmblütigen Thieren haben den Nachweis geliefert, dass mit der Behinderung des Sauerstoffzutritts zu den Organen die Reizungsfähigkeit sinkt, während bei dieser Behinderung die Grösse des Zerfalls, des Stoffumsatzes steigt.

In der lebenden Niere ist bei Durchleitung von sauerstoffhaltigem Blut die Vereinigung von Glycocoll mit Benzoësäure — eine Anhydridbildung — nachgewiesen. Es ist aber auch der entgegengesetzte Process, nämlich Spaltung der Hippursäure und ähnlicher Verbindungen unter Wasseraufnahme durch das lebende Organ gefunden. Voraussichtlich wird der letztere Process auch ohne Anwesenheit von Sauerstoff geschehen und durch das nicht reizungsfähige Protoplasma vollführt werden.

Es mögen diese Andeutungen genügen, um zu zeigen, wie auf einem Gebiete der physiologischen Chemie und zwar gerade auf dem grössten Gebiete derselben sich Ergebnisse vereinigen, zu immer umfassenderen Aufgaben der weiteren Forschung führen, wie ferner die gesammten lebenden Wesen der verschiedensten Formbildung und Lebenserscheinungen in ihrer fundamentalen Structur einer einzigen ursprünglichen chemischen Organisation ihre ihnen allen gemeinsamen Eigenschaften zu verdanken scheinen.

Im Vorwort zu seiner Thierchemie hat Liebig 1842 gesagt: «Die neuere Chemie hat mit allen ihren Entdeckungen der Physiologie und Pathologie nur unbedeutende Dienste geleistet, und Niemand kann sich über die Ursache dieser Theilnahmlosigkeit täuschen, wer in Erwägung zieht, dass alle in dem Gebiete der anorganischen Chemie erworbenen Erfahrungen, die Kenntniss des Verhaltens der einfachen Körper und ihrer im Laboratorium darstellbaren Verbindungen mit dem lebendigen Thierkörper und dem Verhalten seiner Bestandtheile in keine Art von Beziehung gebracht werden konnten.» Das ist nun seitdem anders geworden, aber es würde vergeblich sein, auf einen weiteren Ausbau der Physiologie von Seiten der Chemiker zu rechnen, denn die Fragen der Biologie liegen ihnen sehr fern, ihre Beantwortung verspricht für die theoretische Chemie selbst sehr wenig Ausbeute, und Irrthümer sind für sie auf diesen Forschungswegen bei der Unbekanntschaft mit den anatomischen und physikalisch-physiologischen Verhältnissen kaum zu vermeiden.

Während theoretische Chemie und chemische Technik eng mit einander verbunden sind, weil die eine von der andern reichen Gewinn zieht, ist das Verhältniss zur Physiologie und zur ganzen Medicin ein durchaus anderes. Aber selbst die Technik hat es nöthig gefunden, die Lösung ihrer chemischen Aufgaben selbst in die Hand zu nehmen und sich von der Gunst oder Ungunst des Schicksals, ob der eine oder andere Chemiker Neigung haben mag, sich mit denselben zu befassen, frei zu machen.

Für die chemische Fabrication der Farbstoffe, für die Zuckerindustrie, für Bier- und Branntweinfabrication existiren specielle, z. Thl. vortrefflich eingerichtete Laboratorien, in denen für die besonderen Zwecke dieser Zweige gearbeitet, z. Thl. auch gelehrt wird. Chemische Laboratorien für die Aufgaben der Landwirthschaft sind in allen civilisirten Staaten in Thätigkeit.

Auch physiologisch- und pathologisch-chemische Laboratorien wurden eingerichtet, aber mit sehr wenigen Ausnahmen mit kümmerlichen Mitteln und ohne Selbstständigkeit. Virchow's Scharfblick entging die Bedeutung der Chemie für die Entwickelung der Physiologie und Pathologie nicht; er richtete in Berlin 1856 das erste besser dotirte und ziemlich selbständig gestellte Laboratorium in seinem neuen pathologischen Institute ein. In München wurde durch Liebigs Einfluss das physiologische Institut eine Stätte emsiger Arbeit über die Ernährung und den Stoffwechsel. In Tübingen fiel dem Laboratorium für angewandte Chemie fast ausschliesslich die Aufgabe der medicinischen Chemie zu und ist ihm geblieben. Mehrere der bedeutendsten Physiologen, wie Brücke, Pflüger, wandten sich mit lebhaftem Interesse der Bearbeitung physiologisch-chemischer Aufgaben zu, pflegten und förderten diese Wissenschaft. In dem vor wenigen Jahren eröffneten physiologischen Institute der Berliner Universität ist der physiologischen Chemie ein zweckmässiges Laboratorium gewidmet, welches dem Unterrichte wie der Wissenschaft schon werthvolle Dienste gethan hat.

Obwohl nach dem Vorgange von Frerichs mehrere Kliniker physiologisch- und pathologisch-chemische Untersuchungen unterstützten und anregten, hat doch an den meisten deutschen Universitäten die physiologisch-chemische Thätigkeit nicht die ihr gebührende Beachtung und Förderung gefunden.

Man darf den Aerzten aller Zeiten und nicht im geringeren Maasse denen der letzten Jahrzehnte nachrühmen, dass sie mit viel Aufmerksamkeit für die Zwecke der Erkennung und Behandlung der Krankheiten sich anzueignen suchten, was die Naturwissenschaften und die Technik in ihren Fortschritten Verwerthbares irgend darboten. Auffallen muss es daher, dass die grosse Mehrzahl der Aerzte in letzter Zeit gegen die Fortschritte der Chemie im Allgemeinen recht kühl, viel kühler sich verhält als dies in früherer Zeit, auch nach meiner Erinnerung, der Fall gewesen ist, während eine kleine Minderzahl sie mit grossem Interesse im Auge behält.

Der Eine oder Andere wird vielleicht sagen, dass diese Fortschritte für die medicinische Wissenschaft wohl von grosser Bedeutung sein mögen, aber nur eine geringe Anwendbarkeit für die Praxis haben könnten. So wie zahlreiche anatomische und physikalisch-physiologische Forschungsresultate haben auch die soeben von mir besprochenen chemischen Verhältnisse der lebenden Zellen im Allgemeinen eine direkte Verwerthung für die medicinische Praxis kaum zu gewärtigen, ganz anders verhält es sich aber mit sehr vielen Ergebnissen neuerer physiologisch-chemischer Arbeiten. So kann ich nicht verstehen, wie heut zu Tage ein Arzt Krankheiten des Magens und Darmcanals, der Blut-Bereitung und Zersetzung, der Leber, Nieren und Harnwege, ebenso verschiedene Vergiftungen erkennen, ihren Verlauf sicher verfolgen und sie zweckmässig behandeln, wie er die Diät in diesen sowie in constitutionellen Krankheiten zweckmässig regeln und leiten will, ohne die Kenntniss physiologisch-chemischer Methoden, ihrer Entscheidungen in den hierbei sich bietenden Fragen und ohne die praktische Uebung in ihrer Anwendung.

Ist nun vielleicht auf eine Ueberbürdung der Mediciner während der Studienjahre zu schliessen und diese die Ursache der im Allgemeinen nicht genügenden Beachtung der chemischen Aufgaben der Medicin? Ich bin weit entfernt eine Ueberbürdung leugnen zu wollen, sie ist in hohem Grade vorhanden und die Verlängerung des Studiums um ein Semester, welche jetzt eingeführt ist, reicht nicht hin sie zu beseitigen. Sie trägt aber weder allein die Schuld, noch ist sie eine gleichmässige. Die Hauptursache des Missverhältnisses liegt in der Gestaltung, welche das medicinische Studium in den letzten Jahrzehnten erhalten hat.

Die recht schätzenswerthen Erfolge auf dem grossen Felde normaler und pathologischer Forschung, welche durch die verbesserten Mikroskope in den letzten vier Jahrzehnten gewonnen sind, der siegreiche Kampf der durch das Mikroskop sehr ausgiebig unterstützten pathologisch-anatomischen Richtung in der Pathologie gegen die früher herrschende, allerdings ungenügend begründete philosophisch-physiologische, im letzten Decennium noch die gleichfalls durch das Mikroskop gewonnenen Einblicke in die pathologische Bedeutung der niedrigsten Pilzformen haben in der Medicin der anatomischen Anschauungsweise und Forschung ein Uebergewicht verliehen, welches zunächst recht günstig klärend, allmälig aber mehr und mehr drückend, ja fast erdrückend auf die übrigen Richtungen des medicinischen Studiums und der Lehre eingewirkt hat. Der skeptische Fanatismus unbesonnener Vorkämpfer der Wiener Schule, der dem Arzte das Vertrauen auf alle Ueberlieferungen der Medicin zu nehmen drohte, hat auch in seinen Nachwirkungen einen lähmenden Einfluss auf die chemischen und therapeutischen Bestrebungen behalten. In dem Meere von Zweifeln schien die anatomische Thatsache das einzig sicher Feststehende zu sein. An sie kettete man die umgestaltete sehr magere Pathologie. Selbständigen Klinikern konnte dieser Stand der Dinge nicht genügen, die bei dieser Souverainität der Morphologie eintretende Sterilität konnte den Einsichtsvollen nicht verborgen bleiben. Viele griffen mit lebhaftem Interesse zu den Mitteln, welche die Stoffwechseluntersuchungen für die klinischen Aufgaben darboten, aber der Einblick in die innern Triebfedern und Vorgänge blieb auch hier verschleiert. Man weiss wohl, dass es chemische Vorgänge sind, aber ihre Enträthselung erfordert angestrengte Arbeit, man vertraut wohl der sichern Grundlage chemischer Forschung, aber nur langsam und gegen die verschiedensten Hindernisse ankämpfend kann man in das feine Getriebe eindringen, welches im gesunden und im kranken Menschen das Leben ausmacht. Auf andern als chemischen Wegen kommt man nicht vorwärts. Wer will es leugnen?

Man darf nicht einwenden, dass dies die pathologische Forschung und nicht die ärztliche Praxis angehe. Jeder einsichtsvolle Arzt muss zugeben, dass dazwischen in dieser Beziehung ein Unterschied nicht besteht. Der ärztliche Geschäftsmann allein kann sich mit der Schablone begnügen, für den wirklichen Arzt fordert jeder ernstliche Fall ein specielles Studium und muss es fordern.

Erst vor Kurzem hat einer der thätigsten Kliniker, Leube[1], seine Stimme zur Mahnung erhoben, die Wichtigkeit der Chemie für die Medicin nicht zu unterschätzen. Dass ihr die Zukunft in der wissenschaftlichen Medicin gehört, ist mit Sicherheit vorauszusehen.

Nach dem Gesagten bleibt kein Zweifel über die Beweggründe, welche die Ausführung dieses geräumigen Neubaus erstreben liessen. Er soll eine Stätte sein des

[1] W. Leube. Ueber die Bedeutung der Chemie in der Medicin. Berlin, Hirschwald. 1884.

physiologisch-chemischen Studiums und seiner Lehre in jeder für die medicinische Wissenschaft bedeutungsvollen Richtung. Der hohe Werth, den man in neuerer Zeit gewiss mit Recht der Hygiene beimisst, und die sehr zahlreichen nothwendigen Beziehungen, welche dieses Forschungs- und Unterrichtsgebiet mit der physiologischen Chemie verbinden, liessen es um so zweckmässiger erscheinen, die für ihren praktischen Unterricht erforderlichen Räume und Vorrichtungen in dieser Anstalt einzufügen, als zum grössten Theil die nicht rein microscopischen oder technischen Aufgaben der Hygiene der physiologischen Chemie zugehören, deshalb nirgends besser behandelt werden können, als in einem physiologisch-chemischen Institut. Um Collisionen im Unterrichte zu vermeiden, sind nur getrennte Arbeitsräume für die physiologisch-chemischen und die hygienischen Uebungen erforderlich[1].

[1] Die dann in der Rede folgende Schilderung des Plans und der einzelnen Einrichtungen des neuen physiologisch-chemischen Instituts wird in Kürze gesondert veröffentlicht werden.

Strassburg, Universitäts-Buchdruckerei von J. H. Ed. Heitz.

FSC
www.fsc.org
MIX
Papier | Fördert
gute Waldnutzung
FSC® C083411

Zeitfracht Medien GmbH
Ferdinand-Jühlke-Straße 7
99095 Erfurt, Deutschland
produktsicherheit@kolibri360.de